過食症の症状コントロール
ワークブック

著

西園マーハ文

星 和 書 店

Seiwa Shoten Publishers

2-5 Kamitakaido 1-Chome
Suginamiku Tokyo 168-0074, Japan

Bulimia Nervosa : a self-help workbook

by
Aya Nishizono–Maher M.D., Ph.D

刊行にあたって
~治療者へ，そして当事者の方へ~

　このワークブックは，過食症の患者さんの症状コントロールを援助するためのものです。手に取ってくださったあなたが治療者の場合は，患者さん，クライアントさんにお勧めいただき，治療に活用していただければと思います。あなたが当事者の場合は，ワークブックを使いながら，その内容を治療者にも伝えてみてください。

　過食症の治療は，現在の日本の精神科医療やカウンセリングの枠組みにはなじみにくい面があります。精神科では今，薬物療法が中心で，過食症の方が受診しても，十分生活上の相談ができず，「薬が出ただけ」という印象になってしまうことが多いようです。カウンセリング場面でも，過食の止め方を相談したいクライアントの方と，もっと心理面の話をしたいカウンセラーの方とで目指す方向が違うことも多いようです。しかし何といっても過食症の治療が難しいのは，「診察室だけでは症状の程度がわからない」ということではないでしょうか。診察室で食べ吐きをする人はいません。検査である程度のサインはわかりますが，拒食症のような外見上の変化もありません。患者さん，クライアントさんが症状の程度を正確に報告しない限り，重症度がよくわからないということが多いのです。本人が，「毎日過食が出てダメなんです」と報告してくださることもありますが，患者さんは自分に厳しい方が多く，「毎日」とはいっても，非常に軽い日もあるということが治療者にはわからないままということもあります。

　このワークブックが目指すのは，「症状モニタリング（記録）」です。症状を過小評価も過大評価もせず，自分で冷静に記録して，その中から治療に使える鍵を治療者と一緒に見つけるという作業です。過食につながるから主食を抜く，などの習慣がある方も，冷静に記録をすると，主食を抜くのが過食をひどくしていることがわかったりします。

　このワークブックは，治療の理論としては，「ガイデッドセルフヘルプ」という考え方に基づいています。本文でも説明していますが，本人の取り組みを治療者がガイド（援助）するという考え方で，海外では，本格的な認知行動療法の前に試すべき治療とされています。過食症の患者さんは，症状を何とかしようと自助努力をする方が多いのですが，上記のようにそれがかえって問題を長引かせていることも少なくありません。症状を人に話すのは患者さんにとっては大変勇気のいることだと思いますが，それができれば治療は進みます。治療者の方は，患者さんが記録を持参されたら，診察室では見

えない症状の記録にしっかり目を通し，症状を悪くしている生活パターンがあったら指摘し，また前向きのアドバイスをしていただければと思います。症状について，本人にガイデッドセルフヘルプ的に取り組んでいただければ，結果的には，診察場面でより心理的な話をする余裕ができるという面もあります。薬物療法との併用も可能です。過食症の治療は，過食を減らすことだけではありません。症状がコントロール可能になり，症状の背後の心理的な問題について考えるのが重要なことだと思います。

　過食症について，当事者の方にはまず『摂食障害：見る読むクリニック』（星和書店）を読んでいただくと，このワークブックをより有効に活用できると思います。「症状モニタリング」は，難しく言えば，心理教育の「個別化」とも言えます。「あなたの場合はどうですか」ということです。上記の本を含め，過食症に関する本はすでに多数あり，症状の理解に役立ちますが，「こんなストレスで過食症になる人がいます」と本に書かれていても，自分には当てはまらないということもあるでしょう。「自分はこんなことで調子を崩す」ということがわかれば治療にも取り組みやすくなります。両方を活用しながら前向きに治療に取り組んでいただけるよう願っています。

西園マーハ文

目　　次

治療者の方へ

　このワークブックは，「ガイデッドセルフヘルプ」（指導付きセルフヘルプ）の考えに基づき，神経性過食症の患者さんが，自分で症状をモニターするためのものです。ガイデッドセルフヘルプとは，患者さん本人の症状コントロールの取り組み（セルフヘルプ）を治療者が指導（ガイド）する方法です。英国の NICE ガイドラインでは，自分の症状を理解したり，治療に対する動機付けを高めるために，認知行動療法など本格的な治療に入る前に試してみることが勧められています。ガイデッドセルフヘルプだけで，その後の本格的な治療は不要なレベルまで症状が軽くなる場合も多いといわれています。

　神経性過食症のガイデッドセルフヘルプには，3つの要素があります。まず，患者さん自身が神経性過食症についてよく知ること，つまり「心理教育」です。これには，神経性過食症の症状や治療に関する一般的な理解だけではなく，自分自身の症状の出方の理解も重要です。このために，自分の症状を記録して症状の出方を知る「症状モニタリング」を行います。症状の全貌がわかれば，症状に対して患者さん方が持つ，「怖いもの」「恥ずかしいもの」という感じが薄らいできます。これらに併行して，睡眠や食事など「生活リズムを規則的にする」ことも重要です。昼夜逆転のまま，症状をコントロールするのは難しいですし，3食を食べずに絶食していて，「過食だけ止める」というのもほとんど不可能です。

　NICE ガイドラインでは，ガイデッドセルフヘルプをまず治療の第一段階とし，薬物療法は，ケースによって，ガイデッドセルフヘルプの替わり，あるいはガイデッドセルフヘルプに追加する形で実施してもよいというような位置付けになっています。日本では，早い段階で，抗うつ剤を処方することも多いと思いますが，当事者の症状モニタリングを見てからの方が，生活状況がわかり，処方回数や処方量等を決めやすいと思います。生活リズムが全く整わない場合は，ガイデッドセルフヘルプを行いながら，睡眠導入剤を処方して睡眠覚醒のリズムをしっかり付けたり，あるいは短期間入院してリズムを付けるという方法もあります。

　ガイデッドセルフヘルプを「ガイド」するのは，摂食障害を専門中の専門とする人でなくても構いません。英国では，かかりつけの一般医の他，かかりつけ医のクリニックの看護師，PSW，大学のカウンセラーなどが担当することもあります。神経性過食症

の患者さんは症状を隠し，自己流に対応していることがしばしばです。「症状モニターできていますか」「生活リズムは崩れていませんか」と気にかけてくれる人がいて，オープンに話すことができれば，大きな変化です。ワークブックを用いるガイデッドセルフヘルプの方法は，忙しいクリニックの医師には，家での様子がよくわかり，また本人のニーズがよくわかるという利点があります。臨床心理士の方にとっては，症状については本人にワークブックで取り組んでいただき，臨床心理士はピンポイントで「ガイド役」を務めるという役割にすれば，大事な面接時間には，より心理的な問題の話し合いに時間をかけられるという面もあります。

　今回のワークブックは，症状モニタリングと生活の規則化に焦点を当てています。心理教育については，当事者向けの本『摂食障害：見る読むクリニック』（星和書店）で，症状の成り立ちや身体合併症などについて触れています。そちらもご活用ください。

　入院治療でガイデッドセルフヘルプを使う方法については，専門家の方々用の『過食症短期入院治療プログラム』（星和書店），ガイデッドセルフヘルプの考え方全般については『摂食障害のセルフヘルプ援助』（医学書院）をご覧いただければと思います。

　この本は，「症状を本人がコントロールする」という部分に特に焦点を当てたワークブックですが，神経性過食症の治療は，過食や嘔吐が若干減るだけでは不十分です。ワークブックを活用して症状がコントロールできたら，仕事や学業の問題，両親や親しい人々との関係，自己イメージや感情の問題など，より心理的な問題にも取り組めるとよいと思います。

当事者の方へ～少しずつ進みましょう～

　皆さんの中には，「明日から過食はやめる」と決意したのに，せっかくの「我慢」が1日でダメになってしまい，がっかりした経験がある方も多いと思います。過食は，さまざまな気持ちの問題や絶食時間が長いことによる低血糖など，さまざまな要素による最後の結果です。この最後の部分の過食だけを「消去する」「ゼロにする」というのは，困難です。症状を少しずつコントロールするには，どんな日に症状が多くて，どんな日は少ないのか，よく知る必要があります。もしかしたら同じものを毎日食べているかもしれませんが，症状に要した時間や疲労感は日によって違うはずです。そのために，このワークブックでは，自分の「症状の出方をよく知る」症状モニタリングをしていきます。

　症状をよく観察して，過食，嘔吐，嫌な気分，絶食，などがどのような関係になっているかを知っておくと，症状のコントロールが楽になります。「一口食べると過食が出るから，できるだけ炭水化物は食べない」という人がいますが，炭水化物を食べない時間が長くなりすぎると，血糖値が下がり，空腹感が強くなるので，過食がコントロール不能になります。症状を記録すると，空腹時間が長い日は過食がコントロールしにくいことなどがわかってくると思います。また，過食をするとすぐ嘔吐をするという習慣になっている人も多いと思いますが，即座に嘔吐するのではなく，過食後30分たってから嘔吐するということにすれば，若干嘔吐量が減ることが多いようです。また，過食の結果である腹部膨満感に30分付き合うと，次の過食の量は減ることがほとんどです。症状モニターをしながら，過食と嘔吐の間隔を変えていけば，過食と嘔吐が合体していた状況を少し変えることができます。

　認知行動療法では，過食，嘔吐，絶食，過活動，気分の変化などの関係を矢印を使って描いてみたりします。自分では変えられないパターンと思っても，モニターして「見える化」していくと，上記の過食と嘔吐の関係のように，少しずつ変えることができます。詳しくは，『摂食障害：見る読むクリニック』のp.72-73を参照してください。

　症状モニタリングと同時に，生活を規則的にすることはとても大事です。昼夜逆転したまま症状をコントロールすることは困難です。昼夜逆転していなくても，いつも眠くてぼんやりしていると，衝動コントロールは難しくなってしまいます。また，食事も規則的にして，長い空腹時間を作らない方がコントロールしやすくなります。

　過食症についてよく知ること，症状モニタリングをすること，規則正しい生活をすることという3つが，過食症の症状の自己コントロールの基本ですが，症状モニタリングの結果を時々見せてコメントがもらえる主治医，カウンセラー，場合によっては保健師や管理栄養士，臨床心理士，精神保健福祉士などの職種の方が1人見つかれば，症状コントロールが自己流にならず，より効果的に治療を進めることができます。

　このようなやり方を「ガイデッドセルフヘルプ」といいます。患者さん自身の症状コントロール（セルフヘルプ：自助）を誰かが「ガイド」（指導）するという意味です。これは，楽器の練習などに例えられます。指導者なしに自己流で練習しても，なかなか上手になりませんが，指導者に会う時間のみ楽器を弾くだけでも上達しません。自分の症状の取り組みを，自己流にしないためには，誰かに見てもらう，話をするのは大事なことです。これは，薬物療法と矛盾する治療ではありません。抗うつ剤や睡眠導入剤を使いながら，主治医に症状モニターの結果を見てもらうというのもよい方法です。神経性過食症は，精神疾患の中でも，発症から援助を求めるまでの時間が大変長い疾患です。ぜひ身近な医療者やカウンセラーに相談していただき，回復の道を歩まれることを願っています。

外来治療での症状モニタリング

　外来では，規則正しい食生活と症状モニタリングを行っていきます。家で症状を記録して，気付いたことを主治医に報告してください。主治医には，必ずしも全ページを丹念に見てもらう必要はありません。自分で症状に向き合って記録をするということが一番重要です。1週間，2週間分を自分で振り返ってみると，症状コントロールのためによいこと，よくないことが必ず見つかると思います。自分で気付いたことがあったら主治医に報告しましょう。

　次のページから，記録をしていきますが，最初は「3食きちんと食べよう」など，これまでと違うことを試みなくても結構です。まずありのままの記録をすることがとても重要です。ありのままの観察を見てから，新しい生活をデザインしてみます。次にそれを目標として生活しながら，日々の生活や症状についてモニタリングします。

ありのままの観察　書き方の例

学校や仕事のある日　1日目　　　　20××　年　〇　月　×　日　月曜日
書き込むアイテム

> 睡眠・覚醒のリズム：　睡眠，起床時間，就寝時間
> 3食と間食：　朝食，昼食，過食，間食
> 症状：　過食，嘔吐，下剤服用
> 社会活動：　学校，仕事，その他

過食

夜中の0時

1時ごろ睡眠。それまで症状（過食嘔吐）

睡眠

10時ごろ起床。
11時ごろ朝食（低脂肪ヨーグルトのみ）　一限の授業に間に合わないがとりあえず学校へ

13時～授業
　眠くて集中力無し…

16時半～バイト
　だるかったが，家にいても症状が出るだけと思い，バイトには行った。

20時～帰宅
　夕食→過食嘔吐とつながって出てしまった。

過食

11時過ぎ　疲れて寝る

睡眠

夜中の0時

この日のまとめ・気付いたこと
＜睡眠と起床について＞

起きたのが遅くて，リズムが狂った

＜3食について＞

起きたのが遅くて，朝食か昼食かわからない状態になってしまった。
バイト前に夕食を食べるのは食べ過ぎな気がして，食べなかった。
帰ったら空腹感もあって，夕食がすぐ過食につながってしまった。

＜症状について＞

夕食が過食につながってしまった。過食をするとどうしても吐かずにはいられない。
バイトで失敗があって先輩に怒られたのも，今日は大分引きずってしまった。

※過食のレシートがあったら貼りましょう

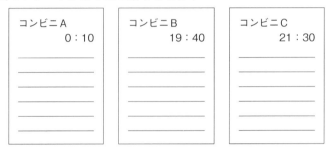

※今日の過食代　＿＿＿4,500＿＿＿　円（夜中の分も入れて）
＜学校・仕事など社会生活＞

授業に行けたのは良かった。家にいると症状が出ると思ってバイトに行ったが，疲れてくたくたになり，過食を止める気力もなかった。少しバイトは控えるか・・。

＜自由に感想＞

一日眠くて調子が悪かった。きちんと寝た状態でどうなるか試したい

＜今後，試したいこと＞

ちゃんと寝て早く起きる

※明日の過食代は　＿＿＿3,000＿＿＿　円くらいだと思う。

ではこれを参考に，自分の生活を観察して記録してみましょう。最初は特に生活を変えなくてよく，ありのままの観察をしましょう。①は，学校や仕事がある日，②は休みの日で，それぞれ3日記録できるようになっていますが，できる範囲で記録してみてください。

ありのままの観察　①

学校や仕事のある日　1日目　　　　　　　　年　　　　月　　　　日　　曜日
書き込むアイテム

睡眠・覚醒のリズム：　睡眠，起床時間，就寝時間
3食と間食：　朝食，昼食，過食，間食
症状：　過食，嘔吐，下剤服用
社会活動：　学校，仕事，その他

夜中の0時

夜中の0時

この日のまとめ・気付いたこと

＜睡眠と起床について＞

＜３食について＞

＜症状について＞

※過食のレシートがあったら貼りましょう

※今日の過食代 ＿＿＿＿＿＿＿＿＿ 円

＜学校・仕事など社会生活＞

＜自由に感想＞

＜今後，試したいこと＞

※明日の過食代は ＿＿＿＿＿＿＿＿＿ 円くらいだと思う。

ありのままの観察　①

学校や仕事のある日　2 日目　　　　　　　　年　　　　月　　　　日　　曜日
書き込むアイテム

睡眠・覚醒のリズム：　睡眠，起床時間，就寝時間
3 食と間食：　朝食，昼食，過食，間食
症状：　過食，嘔吐，下剤服用
社会活動：　学校，仕事，その他

夜中の 0 時

夜中の 0 時

この日のまとめ・気付いたこと
＜睡眠と起床について＞

＜３食について＞

＜症状について＞

※過食のレシートがあったら貼りましょう

※今日の過食代 ＿＿＿＿＿＿＿＿＿ 円
＜学校・仕事など社会生活＞

＜自由に感想＞

＜今後，試したいこと＞

※明日の過食代は ＿＿＿＿＿＿＿＿＿ 円くらいだと思う。

ありのままの観察　①

学校や仕事のある日　3日目　　　　　　　　年　　　　月　　　　日　　曜日

書き込むアイテム

睡眠・覚醒のリズム：　睡眠，起床時間，就寝時間
3食と間食：　朝食，昼食，過食，間食
症状：　過食，嘔吐，下剤服用
社会活動：　学校，仕事，その他

夜中の0時

夜中の0時

この日のまとめ・気付いたこと
＜睡眠と起床について＞

＜３食について＞

＜症状について＞

※過食のレシートがあったら貼りましょう

※今日の過食代 ＿＿＿＿＿＿＿＿＿ 円
＜学校・仕事など社会生活＞

＜自由に感想＞

＜今後，試したいこと＞

※明日の過食代は ＿＿＿＿＿＿＿＿＿ 円くらいだと思う。

ありのままの観察　②

学校や仕事が休みの日　1日目　　　　　　　　　年　　　　　月　　　　日　　曜日
書き込むアイテム

睡眠・覚醒のリズム：　睡眠，起床時間，就寝時間
3食と間食：　朝食，昼食，過食，間食
症状：　過食，嘔吐，下剤服用
社会活動：　外出，その他

夜中の0時

夜中の0時

この日のまとめ・気付いたこと

＜睡眠と起床について＞

[　　　　　　　　　　　　　　　　　　　　　　　　　　　　　]

＜３食について＞

[　　　　　　　　　　　　　　　　　　　　　　　　　　　　　]

＜症状について＞

[　　　　　　　　　　　　　　　　　　　　　　　　　　　　　]

※過食のレシートがあったら貼りましょう

※今日の過食代　＿＿＿＿＿＿＿＿＿　円

＜学校・仕事など社会生活＞

[　　　　　　　　　　　　　　　　　　　　　　　　　　　　　]

＜自由に感想＞

[　　　　　　　　　　　　　　　　　　　　　　　　　　　　　]

＜今後，試したいこと＞

[　　　　　　　　　　　　　　　　　　　　　　　　　　　　　]

※明日の過食代は　＿＿＿＿＿＿＿＿＿　円くらいだと思う。

ありのままの観察　②

学校や仕事が休みの日　2日目　　　　　　年　　　　　月　　　　　日　　曜日
書き込むアイテム

睡眠・覚醒のリズム：　睡眠，起床時間，就寝時間
3食と間食：　朝食，昼食，過食，間食
症状：　過食，嘔吐，下剤服用
社会活動：　外出，その他

夜中の0時

夜中の0時

この日のまとめ・気付いたこと

＜睡眠と起床について＞

＜３食について＞

＜症状について＞

※過食のレシートがあったら貼りましょう

※今日の過食代 ＿＿＿＿＿＿＿＿＿ 円

＜学校・仕事など社会生活＞

＜自由に感想＞

＜今後，試したいこと＞

※明日の過食代は ＿＿＿＿＿＿＿＿＿ 円くらいだと思う。

18

ありのままの観察 ②

学校や仕事が休みの日　3日目　　　　　　　年　　　　月　　　　日　　曜日
書き込むアイテム

睡眠・覚醒のリズム：　睡眠，起床時間，就寝時間
3食と間食：　朝食，昼食，過食，間食
症状：　過食，嘔吐，下剤服用
社会活動：　外出，その他

夜中の0時

夜中の0時

この日のまとめ・気付いたこと
＜睡眠と起床について＞

＜３食について＞

＜症状について＞

※過食のレシートがあったら貼りましょう

※今日の過食代　＿＿＿＿＿＿＿＿＿＿　円
＜学校・仕事など社会生活＞

＜自由に感想＞

＜今後，試したいこと＞

※明日の過食代は　＿＿＿＿＿＿＿＿＿＿　円くらいだと思う。

　学校や仕事がある日，ない日の記録ができましたね。これらのデータを基に，次は1日の過ごし方の計画を作りましょう。ここで大事なのは，データに基づいて，症状のコントロールや社会生活のために，良さそうなことをやってみる，あまり良くなさそうなことはやらない，ということです。「こうあるべき」という理想は，少し横に置いておきましょう。

「良さそうなこと」はどんなことでしょうか。一般的には，
・しっかり寝る　　・朝は一定の時間に起きる　　・間食の時間を決めてしまう　・間食は甘くないものにする　・とりあえず食べられるものを決めておき，食事のたびに迷ってイライラしないようにする　・できるだけゆっくり食べる　　・過食してもすぐには吐かないようにする　・1日1度は外に出る　などがあります。

あなたにとって，症状コントロールや健康的な生活，社会生活の充実のために良さそうなこと

```



```

「良くなさそうなこと」はどんなことでしょうか。一般的には，

・夜寝るのが遅くなる　　・寝不足　　・食事の時間がバラバラ　　・過度の飲酒

・忙し過ぎ　　・1人の時間がほとんどない　　・昼間はほとんど絶食で過ごす　など

があります。

（空欄）

　食事と食事の間隔が長すぎると，次に何かを食べたときに，それがコントロール不能な過食につながる危険があります。3時間ないし4時間に一度は，納得できる食べ物（安全食）を食べることにしておく方が症状のコントロールがしやすくなります。過食症の治療の初期は，3食に「何を食べるかより，いつ食べるかの方が大事」と言われることもあります。「あと1時間したら○○を食べる時間」という見通しがある方が，一日中「いつ過食が出るか」と緊張して過ごすより楽だと思います。

　あなたの場合は，食事や間食の間隔は何時間くらいが限度でしょうか。これまで記録したデータを基に考えてみましょう。

　食事と食事の間隔（あるいは，食事と間食の間の間隔）は ＿＿＿＿＿＿ 時間を超えない方が良い。

　次に，症状のコントロールのために試す新しい生活パターンをデザインしていきます。まず4週間試してみることを考えましょう。起床時間や食事時間を決めるのは堅苦しい気がするかもしれませんが，コントロールがついたらまた緩めていきます。まずは，最初の4週間試せるスケジュールを考えましょう。決めるのは，起床時間と，3食の食事，間食の時間です。あなたの「ありのままの観察」を踏まえ，前のページの症状や生活のコントロールに「良さそうなこと」「良くなさそうなこと」を踏まえて，実現可能な現実的な生活デザインにしましょう。日頃10時に起きている人が，毎日7時に起きるという計画は，実現困難だと思います。そういう場合は，まず9時半起床からスタートできれば上出来です。高すぎる理想を掲げず，「思い切りハードルを低く設定して確実に飛ぶ」のがコツです。

＜起床時間，就寝時間＞
　起床時間をきちんと決めると一日の過ごし方が計画しやすいです。就寝時間は，その起床時間までに起きられる時間と考えましょう。学校や仕事がある日と休みの日で，起床時間があまりにも違うと生活のコントロールがしにくくなります。最初の4週間は，学校や仕事がある日と休みの日の起床時間の違いは2時間以内にするようにしましょう。人によっては，「学校や仕事がある日と休みの日」という分類よりも，「午前中用事がある日とない日」とか，「夜勤の日とそうでない日」などの分類の方が良いかもしれません。あるいは，3つくらい生活パターンがあるかもしれません。自分の生活に合わせて考えてみて下さい。
　　起床時間：学校や仕事がある日＿＿＿＿＿＿時　　　　　　　　休みの日＿＿＿＿＿＿
　　あるいは，パターン1の日＿＿＿＿＿＿時　パターン2の日＿＿＿＿＿＿時
　　パターン3の日＿＿＿＿＿＿時
　　就寝時間：学校や仕事がある日の前日は＿＿＿＿＿＿時　　　　休みの前日＿＿＿＿＿＿
　　あるいは，生活パターン1の日の前日は＿＿＿＿＿＿時までに寝る
　　パターン2の日＿＿＿＿＿＿時　　パターン3の日＿＿＿＿＿＿時
【24ページからの図で，パターンごとに描き込めるようになっています】

＜3食と間食＞

　朝食，昼食，間食，夕食の時間を決めましょう。人によっては，午後だけでなく，朝食と昼食の間に間食，夕食の後に夜食を入れたほうが良い場合もあります。間食は甘いものである必要は全くありません。安心して食べられ，しばらく吐かずにいられるものにしましょう。

　一番苦手な食事については，食べるものを決めておいた方が良いかもしれません。しばらくは，朝食が同じメニューでも構いませんし，各食にすべての栄養素が含まれていなくても構いません。3食すべてが低カロリーになるような極端な計画でなければ，栄養バランスなどの問題は一旦横において，その時間に食べられるものを食べましょう。（時間については，24ページからの図に書き込みます）

朝食が苦手な場合，朝食に食べられそうなもの

昼食が苦手な場合，昼食に食べられそうなもの

夕食が苦手な場合，夕食に食べられそうなもの

間食が苦手な場合，間食に食べられそうなもの

これから試してみる新しい生活

書き込むアイテム

```
睡眠・覚醒リズム：　起床時間，就寝時間
３食と間食：　朝食，昼食，過食，間食
```

学校や仕事がある日（あるいは，あなたの生活パターン１）

夜中の０時

夜中の０時

十分実現可能な現実的な計画になっていますか？

学校や仕事がない日（あるいは，あなたの生活パターン２）

夜中の０時

夜中の０時

十分実現可能な現実的な計画になっていますか？

あなたの生活パターン3

夜中の0時

夜中の0時

十分実現可能な現実的な計画になっていますか？

　では，この計画に沿って，生活していきます。症状が出るかどうかはわかりませんが，出たら記録します。症状については，例えば過食代に換算して，昨日と今日の違いがたった数百円でも，なぜ違うのかを考えると，症状コントロールのヒントが得られます。ですから，症状は，できるだけ正直に正確に記録して，考えるヒントを探しましょう。

生活モニタリング1   年   月   日   曜日

書き込むアイテム

睡眠・覚醒のリズム：　睡眠，起床時間，就寝時間 3食と間食：　朝食，昼食，過食，間食（複数回可） 症状：　過食，嘔吐，下剤服用 社会活動：　学校，仕事，外出，その他

夜中の0時

症状の記録

過食代　　　　　　　　円

レシートを貼る場所

症状について気付いたこと。生活リズムについて気付いたこと。今日の感想など。

夜中の0時

生活モニタリング2　　　　　　　　　　年　　　　月　　　　日　　曜日

書き込むアイテム

睡眠・覚醒のリズム：　睡眠，起床時間，就寝時間
3食と間食：　朝食，昼食，過食，間食
症状：　過食，嘔吐，下剤服用
社会活動：　学校，仕事，外出，その他

夜中の0時

症状の記録
過食代　　　　　　　円

レシートを貼る場所

症状について気付いたこと。生活リズムについて気付いたこと。今日の感想など。

夜中の0時

生活モニタリング3　　　　　　　　　　　年　　　月　　　日　曜日

書き込むアイテム

睡眠・覚醒のリズム：　睡眠，起床時間，就寝時間
3食と間食：　朝食，昼食，過食，間食
症状：　過食，嘔吐，下剤服用
社会活動：　学校，仕事，外出，その他

夜中の0時

症状の記録
過食代　　　　　　　　円

レシートを貼る場所

症状について気付いたこと。生活リズムについて気付いたこと。今日の感想など。

夜中の0時

生活モニタリング4　　　　　　　　　年　　　月　　　日　　曜日

書き込むアイテム

睡眠・覚醒のリズム：　睡眠，起床時間，就寝時間
3食と間食：　朝食，昼食，過食，間食
症状：　過食，嘔吐，下剤服用
社会活動：　学校，仕事，外出，その他

夜中の0時

症状の記録
過食代　　　　＿＿＿＿円

レシートを貼る場所

症状について気付いたこと。生活リズムについて気付いたこと。今日の感想など。

夜中の0時

生活モニタリング5　　　　　　　　　年　　　月　　　日　曜日

書き込むアイテム

睡眠・覚醒のリズム：　睡眠，起床時間，就寝時間
3食と間食：　朝食，昼食，過食，間食
症状：　過食，嘔吐，下剤服用
社会活動：　学校，仕事，外出，その他

夜中の0時

症状の記録
過食代　　　　　　　　　円

レシートを貼る場所

症状について気付いたこと。生活リズムについて気付いたこと。今日の感想など。

夜中の0時

生活モニタリング6　　　　　　　　　　年　　　　月　　　　日　　曜日

書き込むアイテム

睡眠・覚醒のリズム：　睡眠，起床時間，就寝時間
3食と間食：　朝食，昼食，過食，間食
症状：　過食，嘔吐，下剤服用
社会活動：　学校，仕事，外出，その他

夜中の0時

症状の記録

過食代　　　　　　　　　円

レシートを貼る場所

症状について気付いたこと。生活リズムについて気付いたこと。今日の感想など。

夜中の0時

生活モニタリング7　　　　　　　年　　　月　　　日　　曜日

書き込むアイテム

睡眠・覚醒のリズム：　睡眠，起床時間，就寝時間
3食と間食：　朝食，昼食，過食，間食
症状：　過食，嘔吐，下剤服用
社会活動：　学校，仕事，外出，その他

夜中の0時

症状の記録
過食代　　　　　　　　円

レシートを貼る場所

症状について気付いたこと。生活リズムについて気付いたこと。今日の感想など。

夜中の0時

> 1週間の記録が終わりました。お疲れ様でした。記録してみて，いろいろ気付いたことが
> あると思います。理想が高すぎたところはありませんか？　もしあったら修正しましょう。
> 症状については出方がわかってきましたか？

この1週間で症状が出た日　_____　日　　　　　　　　出た日は一日平均_____円
症状について気付いたこと

修正が必要であれば修正し，また次のページからモニタリングをしましょう。

修正版　1日の過ごし方

夜中の0時

夜中の0時

生活モニタリング 8   年   月   日   曜日

書き込むアイテム

睡眠・覚醒のリズム：　睡眠，起床時間，就寝時間
3食と間食：　朝食，昼食，過食，間食
症状：　過食，嘔吐，下剤服用
社会活動：　学校，仕事，外出，その他

夜中の0時

症状の記録
過食代　　＿＿＿＿＿円

レシートを貼る場所

症状について気付いたこと。生活リズムについて気付いたこと。今日の感想など。

夜中の0時

生活モニタリング9　　　　　　　　　年　　　月　　　日　　曜日

書き込むアイテム

睡眠・覚醒のリズム：　睡眠，起床時間，就寝時間
3食と間食：　朝食，昼食，過食，間食
症状：　過食，嘔吐，下剤服用
社会活動：　学校，仕事，外出，その他

夜中の0時

症状の記録
過食代　　　　　＿＿＿＿＿円

レシートを貼る場所

症状について気付いたこと。生活リズムについて気付いたこと。今日の感想など。

夜中の0時

生活モニタリング10　　　　　　　　　年　　　月　　　日　曜日

書き込むアイテム

睡眠・覚醒のリズム：　睡眠，起床時間，就寝時間 3食と間食：　朝食，昼食，過食，間食 症状：　過食，嘔吐，下剤服用 社会活動：　学校，仕事，外出，その他

夜中の0時

症状の記録
過食代　　　　　　　　円

レシートを貼る場所

症状について気付いたこと。生活リズムについて気付いたこと。今日の感想など。

夜中の0時

生活モニタリング 11　　　　　　　　　　　年　　　　月　　　　日　　曜日

書き込むアイテム

睡眠・覚醒のリズム：　睡眠，起床時間，就寝時間
3食と間食：　朝食，昼食，過食，間食
症状：　過食，嘔吐，下剤服用
社会活動：　学校，仕事，外出，その他

□ 夜中の0時

症状の記録
過食代　　　　　　　　　　円

レシートを貼る場所

症状について気付いたこと。生活リズムについて気付いたこと。今日の感想など。

□ 夜中の0時

生活モニタリング 12　　　　　　　年　　　　月　　　　日　　曜日

書き込むアイテム

睡眠・覚醒のリズム：　睡眠，起床時間，就寝時間
３食と間食：　朝食，昼食，過食，間食
症状：　過食，嘔吐，下剤服用
社会活動：　学校，仕事，外出，その他

夜中の０時

症状の記録
過食代　　　＿＿＿＿＿円

レシートを貼る場所

症状について気付いたこと。生活リズムについて気付いたこと。今日の感想など。

夜中の０時

生活モニタリング13　　　　　　　　年　　　月　　　日　　曜日

書き込むアイテム

> 睡眠・覚醒のリズム：　睡眠，起床時間，就寝時間
> 3食と間食：　朝食，昼食，過食，間食
> 症状：　過食，嘔吐，下剤服用
> 社会活動：　学校，仕事，外出，その他

夜中の0時

症状の記録

過食代　　　＿＿＿＿＿円

レシートを貼る場所

症状について気付いたこと。生活リズムについて気付いたこと。今日の感想など。

夜中の0時

生活モニタリング14　　　　　　　年　　　　月　　　　日　　曜日

書き込むアイテム

> 睡眠・覚醒のリズム：　睡眠，起床時間，就寝時間
> 3食と間食：　朝食，昼食，過食，間食
> 症状：　過食，嘔吐，下剤服用
> 社会活動：　学校，仕事，外出，その他

夜中の0時

症状の記録

過食代　　　　_____円

> レシートを貼る場所

症状について気付いたこと。生活リズムについて気付いたこと。今日の感想など。

夜中の0時

　2週間の症状モニタリングが終わりました。できなかった日もあったかもしれませんが，何日かでも症状にしっかり向き合うことができれば上出来です。今回の計画で，まだ少し理想が高すぎた部分があったでしょうか。これからの2週間で，起床時間，食事時間等修正したほうが良い場合があれば書き出してみましょう。

　症状はどうでしたか。
　この1週間で症状が出た日　＿＿＿＿＿＿＿日　　　　出た日は1日平均　＿＿＿＿＿＿＿円

　ある程度生活が規則的になってきていたら，症状について目標を立てても良いと思います（生活リズムが全然ついていなかったら無理はしなくて結構です）。ここまでは過食代を書くようになっていますが，過食にかける時間等を目標にしても良いと思います。どちらにしても，理想を高くし過ぎないことがコツです。今の1日の平均の過食代が○○円だとしたら，この額からマイナス200円くらいを目標とする程度で十分です。目標が立てられたら，この目標が達成できた日は，「良くできた日」と考えてください。過食以外の嘔吐や下剤乱用等についても，最初からゼロとせず，少しずつコントロールするつもりで，目標を立ててみてください。

　症状について目標を立てるとしたら
　これから1週間は・・・・
　　1日の過食代を　　＿＿＿＿＿円以内にする
　　1週間の過食日を　＿＿＿＿＿日以内にする
　　過食の後，嘔吐までに　　＿分置く
　　過食嘔吐に使う時間を　　＿分以内にする
　　1日の下剤使用を　　＿＿＿＿＿個以内にする
などが考えられます。無理はせず，実現可能な目標を立てましょう。

次のページ（p.42）をコピーしたり，自分の好きなノートに同様の項目を書き入れて記録を続けましょう。2週後（記録開始から4週後）に振り返りをします。

生活モニタリング　　　　　　　　　年　　　月　　　日　曜日

書き込むアイテム

睡眠・覚醒のリズム：　睡眠，起床時間，就寝時間
3食と間食：　朝食，昼食，過食，間食
症状：　過食，嘔吐，下剤服用
社会活動：　学校，仕事，外出，その他

夜中の0時

症状の記録
過食代　　　_____円

レシートを貼る場所

症状について気付いたこと。生活リズムについて気付いたこと。今日の感想など。

夜中の0時

規則正しい生活リズムの方がそうでない時に加えて，症状をコントロールしやすいことが体験できたでしょうか？　もしまだなかなかうまくいかない場合は，ハードルをさらに低くして，到達可能な目標にしましょう。

4 週間記録してみてわかったこと
症状コントロールのため役に立つこと

症状コントロールにあまり役に立たないこと

4 週間の記録，お疲れさまでした。始めた時と比べてどのような変化があったでしょうか。今の段階で，症状がゼロになっていなくても大丈夫です。大事なのは，症状の出方が自分でよくわかっていて，症状を悪くするような対応はしない方向に向かっているということです。症状が少しコントロールできるようになってきたら，過食以外の気分転換法が取り入れられます。『摂食障害：見る読むクリニック』（星和書店）などを参考に，気分のコントロールについて考えてみましょう。生活パターンとしては，夜は寝て，朝起きて，絶食時間をあまり作らず，長くても 4〜5 時間に 1 度は食事や間食を計画通りに食べていく，という規則性があれば理想的です。そして，余裕と自信が出てきたら，過食症の背後にはどのような心の問題があるのか考えてみましょう。精神科医や臨床心理士は助けになると思います。

●著者紹介●

西園マーハ文（にしぞの　まーは　あや）

福岡市出身。1985 年，九州大学医学部卒業。その後，慶應義塾大学精神神経科で研修，同大学大学院修了。1986 年，英国エジンバラ大学卒後研修コースに在籍し，Cullen Centre（認知行動療法センター）で，摂食障害治療の取り組みに感銘を受ける。慶應義塾大学精神神経科助手，1998 年より東京都精神医学総合研究所勤務を経て，2013 年より白梅学園大学教授。地域の産後メンタルヘルスに従事するなかで未治療の摂食障害女性が多いことを知り，広いライフサイクルを視野に入れた治療・研究に取り組んでいる。日本社会精神医学会理事，日本摂食障害学会理事，日本摂食障害協会理事。

過食症の症状コントロールワークブック

2017 年 5 月 26 日　初版第 1 刷発行

著　　者　西園マーハ文
発 行 者　石 澤 雄 司
発 行 所　㈱星 和 書 店
　　　　　〒168-0074　東京都杉並区上高井戸 1-2-5
　　　　　電話　03（3329）0031（営業部）／03（3329）0033（編集部）
　　　　　FAX　03（5374）7186
　　　　　URL　http://www.seiwa-pb.co.jp
印　　刷　株式会社光邦
製　　本　株式会社越後堂製本

摂食障害：
見る読むクリニック

DVDとテキストでまなぶ

[著] 鈴木眞理、西園マーハ文、小原千郷
A5判　152頁（DVD付き）　本体価格 1,900円

さあ、診察室の扉をあけましょう。この本をひらくとき、診察室の扉をあけたかのような体験をするでしょう。本書付属のDVDを見ると、実際の診察場面がどんなものか垣間見ることができます。DVDとテキストで、摂食障害の治療内容と病気への対処法、回復への道を知れば、もう怖くありません。テキストは、ページをめくるごとに一つのテーマが学べる構成で、図やイラストでビジュアルでもわかりやすくなっています。摂食障害を知るのに最適の書と言えるでしょう。患者さんにも、家族をはじめ患者さんの身近な人にも、ぜひ読んでほしい一冊です。

発行：星和書店　http://www.seiwa-pb.co.jp　価格は本体（税別）です

摂食障害の謎を解き明かす
素敵な物語

乱れた食行動を克服するために

［著］アニータ・ジョンストン
［訳］井口萌娜
〈推薦の言葉〉西園マーハ文
四六判　356頁　本体価格 1,800円

物語には秘められた力があり、摂食障害を克服する示唆を与えてくれる。食や体型への執着から解放され、内なる自己の叡智に出会い、本当の自分自身を取り戻したいと願うすべて女性たちのために。

・・

みんなで学ぶ
過食と拒食とダイエット

1000万人の摂食障害入門

［著］切池信夫
四六判　320頁　本体価格 1,800円

摂食障害に陥っている人だけでなく、ダイエット中の人、スポーツ選手の中で減量が必要となる人など、摂食障害に陥る危険性があると指摘されている人や周囲の人に向けて、正しい知識と対策を解説。

発行：星和書店　http://www.seiwa-pb.co.jp　価格は本体（税別）です

私はこうして
摂食障害（拒食・過食）から回復した

摂食障害エドと別れる日

［著］ジェニー・シェーファー、トム・ルートレッジ
［訳］安田真佐枝
四六判　400頁　本体価格 1,700円

自分の中の摂食障害を「エド」と名づけ、本来の健康な自分と区別していくことで、摂食障害との別れを成し遂げた著者ジェニーの体験談。回復に向けての明るく実践的なアドバイスに満ちている。

- -

摂食障害から回復するための
８つの秘訣

─回復者としての個人的な体験と
摂食障害治療専門家として学んだ効果的な方法─

［著］キャロリン・コスティン、グエン・シューベルト・グラブ
［訳］安田真佐枝
A5判　368頁　本体価格 2,500 円

実際に摂食障害に苦しみ，そこから回復し、心理療法家となったコスティンとグラブの2人により執筆。当事者と専門家としての両方の視点から、回復への道筋をたどる秘訣を分かりやすく紹介する。

発行：星和書店　http://www.seiwa-pb.co.jp　価格は本体(税別)です